AF392960

Tc^{34}_{23}

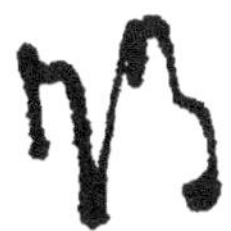

MANUEL

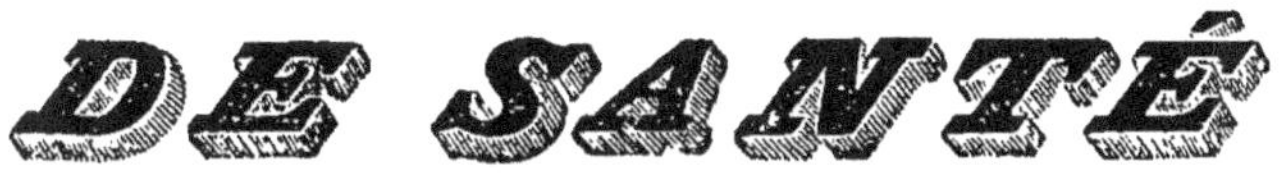

DE SANTÉ

A L'USAGE

des Sous Officiers et Soldats,

Pour être placé à la fin du livret que porte le militaire,

PAR

LEROY-DUPRÉ,

Docteur en médecine de la Faculté de Paris,

Chirurgien aide-major au 55e régiment de ligne.

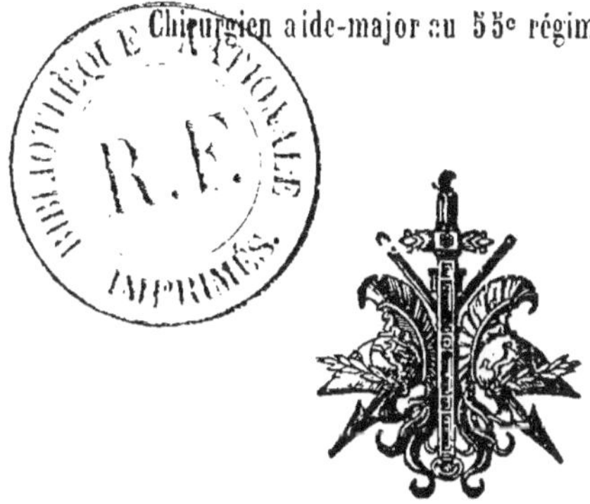

AVESNES.

TYPOGRAPHIE DE C. VIROUX, ÉDITEUR.

1848.

1849

PETIT MANUEL

DE SANTÉ. [*]

INTRODUCTION.

Ce petit livre a été fait pour le soldat ; qu'il le lise avec attention, il y apprendra à éviter les causes de maladies qui l'environnent. La santé est presque toujours le résultat de la manière de vivre de chaque individu, et il faut que le militaire soit vigoureux pour résister à la fatigue et remplir tous ses devoirs. L'homme appelé à défendre la patrie doit avant tout jouir d'une bonne santé, et ce livre a pour but de lui montrer quels en sont les moyens.

CHAPITRE PREMIER.
Maladie du pays.

On donne ce nom à la tristesse du jeune soldat qui arrive au régiment ; c'est surtout pour lui que nous traçons ces lignes : nous les lui adressons comme une consolation. Il a quitté une famille, de tendres parents, une vie paisible ; qu'il ne perde pas l'espérance, il va retrouver une seconde famille tout en conservant la première. Ses chefs sont là pour l'aider, pour compâtir à ses peines ; ses camarades vont bientôt lui donner les preuves d'une bonne amitié.. Une sollicitude constante veille sur lui ; l'état se charge du soin de sa nourriture, de son vêtement, de tout ce qui l'intéresse ; des médecins sont à chaque heure du jour et de la nuit prêts à lui prodiguer leurs soins s'ils sont nécessaires ; encore un peu de temps, et on lui donnera un congé, s'il ne peut surmonter son chagrin. Qu'il essaie de se faire des amis, qu'il cherche des distractions dans la promenade, le gymnase, l'escrime, qu'il fatigue le corps, afin que l'esprit n'ait plus le temps de penser ; qu'il aille avec cette consolante idée que beaucoup de ses camarades ont été comme lui,

[*] Le vœu de l'auteur serait de voir ce manuel annexé au livret du soldat.

que beaucoup ont presque désespéré de revoir leurs montagnes bien aimées, et qu'aujourd'hui en pensant à leur pays, ils ne veulent y retourner qu'avec un grade et l'expérience de plusieurs années passées dans l'honorable carrière qu'ils doivent parcourir.

CHAPITRE DEUXIÈME.

De la tenue en général.

Le soldat doit porter ses habits de manière à ne pas être gêné dans ses mouvements : qu'il ne place pas autre chose dans son schako que son mouchoir. Le col doit être modérément serré ; trop lâche, il nuit à l'ensemble, à l'harmonie de la bonne tenue ; trop serré, il provoque les maux de tête, les maux de gorge, les saignements de nez, etc. Quelques soldats placent sous leur capote une sorte de plastron destiné selon eux à leur faire une belle poitrine ; c'est une habitude dangereuse, surtout chez les jeunes soldats. A vingt et quelques années, la croissance n'est pas encore entièrement finie, et par cette compression, la poitrine ne peut plus se développer, elle se resserre, rentre en elle-même, et ceux qui ont des dispositions à être poitrinaires ne tardent pas à tomber malades. Que les bretelles soutiennent le pantalon sans le tirer, que le caleçon ne serre pas la taille trop fortement ; enfin que tous les mouvements soient libres pour que les exercices et les marches s'exécutent avec plus de facilité. Les hommes qui ont des hernies doivent demander à leur sergent-major d'être placés au deuxième rang pour n'avoir pas à se mettre à genoux pendant l'école de bataillon. La hernie est une infirmité qui mérite beaucoup de ménagements ; celui qui en est atteint ne peut se livrer à aucun effort violent sans courir le risque de la vie ; et jamais sous aucun prétexte, il ne doit quitter son bandage. Cette dernière recommandation s'adresse surtout aux cavaliers.

CHAPITRE TROISIÈME.

De la tenue à la caserne et à la chambre.

Après un exercice, une marche de quelque durée, le militaire doit, en rentrant dans sa chambre, fermer les fenêtres qu'il a eu le soin d'ouvrir en s'en allant. S'il est en état de transpiration, si sa chemise est entièrement mouillée, qu'il s'en débarrasse promptement, s'essuie, mette sa veste ou sa capote, qu'il se livre ensuite au nettoyage de son fourniment, afin de se refroidir plus lentement ; au bout d'un certain temps fort court en été, sa chemise est sèche, il peut la remettre. Loin d'agir ainsi, beaucoup de militaires, en rentrant dans leurs chambres fatigués et couverts de sueur, ôtent leur capote et leur col, se jettent sur leur lit et restent exposés à un courant d'air. Voilà la cause de la plupart des maladies de poitrine si fréquentes chez les soldats vers la fin de l'automne et au commencement du printemps. En toute autre circonstance, et surtout quand l'exposition est au midi et à l'est, les fenêtres de la chambrée seront ouvertes, afin que l'air puisse se renouveler; on les fermera au coucher du soleil. Le militaire doit généralement éviter de se coucher dans la journée; le soir, pas de ces conversations prolongées qui empêchent les camarades de dormir, et qui blessent quelquefois la morale. En aucune saison, l'homme ne doit sortir de la chambrée pour satisfaire ses besoins naturels sans être entièrement vêtu; qu'il ne marche jamais nu-pieds, qu'il s'abstienne de se coucher avec son caleçon; c'est un conseil de propreté qu'il ne devrait jamais oublier. Les fenêtres de la chambre ne seront jamais ouvertes pendant la nuit, quelle que soit la chaleur; l'oubli de cette mesure a occasionné beaucoup de maladies. Que le plancher soit propre, point humide, que l'air ne soit pas vicié par la fumée du tabac, etc.

CHAPITRE QUATRIÈME.

De la tenue dans les postes.

C'est une sage considération qui détermina l'autorité supérieure à interdire un feu trop vif à l'intérieur des postes pendant l'hiver; en effet, dans certains corps-de-garde le bois était brûlé presqu'entièrement dans la première moitié de la nuit, et vers le matin, il n'en restait plus pour se chauffer. Quand la température intérieure est trop chaude, celui qui sort pour faire une faction ou une patrouille, est saisi par le froid, il contracte une maladie de poitrine et meurt quelques jours après. Celui dont les vêtements auraient été mouillés par le mauvais temps, devra se rapprocher du poêle et se sécher peu à peu. Les heures qui ne sont pas employées la nuit au service doivent être entièrement consacrées au sommeil sur le lit de camp. Le soldat s'abstiendra de ces conversations banales qui le privent d'un repos nécessaire et le laissent le lendemain incapable d'aucun service.

CHAPITRE CINQUIÈME.

Soins de propreté.

La propreté est une des vertus du militaire : si son uniforme est brillant, l'homme qui en est revêtu ne doit pas être malpropre,

Chaque matin, il se peignera pour détacher la poussière de sa chevelure et prévenir la vermine. En toute saison, l'eau destinée à la toilette sera froide; il est nécessaire de nettoyer les dents au moins deux fois par semaine; on vend des brosses à des prix très-modiques : sans cette précaution, les machoires se couvrent d'une couche pierreuse, les gencives s'ulcèrent, les dents se déchaussent et tombent, la bouche répand une odeur fétide et repoussante. Chaque homme se lavera une fois la semaine les parties génitales. Cette pratique devra être renouvelée plus souvent par ceux dont le prépuce est trop long; la matière qui s'accumule en pareil cas à l'extrémité de la verge occasionne des ulcérations qui ont parfois nécessité l'entrée des hommes à l'infirmerie. Tous les quinze jours, en hiver, chaque semaine, en été, les hommes feront la toilette de leurs pieds, c'est-à-dire les essuieront l'un après l'autre avec un linge mouillé, feront les ongles, etc. Les cavaliers se laveront immédiatement après le pansage du cheval; la poussière que l'étrille retire du poil de cet animal, en s'attachant aux téguments du cavalier, occasionne quelquefois une éruption de boutons assez semblable à celle de la gale. Qu'il s'éloigne immédiatement du cheval que le vétérinaire aura reconnu morveux, l'homme pouvant contracter la morve par contagion.

CHAPITRE SIXIÈME.

De la promenade des soldats dispersés.

Les soldats doivent toujours se promener plusieurs ensemble et faire en sorte d'y décider les conscrits timides, ou ceux qui ont la maladie du pays. S'ils habitent une grande ville, ils iront visiter les promenades publiques, les musées, les bibliothèques, etc. Ils chercheront à s'instruire en s'amusant. Le militaire devant toujours donner l'exemple, il évitera les mauvaises connaissances qui amènent les querelles et sont souvent pour lui l'occasion de rencontres où il est quelquefois le plus faible, et où il perd toujours de sa considération; il s'abstiendra de ces repas copieux qui le mettent dans l'impossibilité de revenir décemment à la caserne. Quand l'heure de la retraite approche, qu'il regagne doucement le lieu ou il est caserné; plusieurs ont la mauvaise habitude d'attendre au dernier moment; excités par le vin, ils courent pour arriver à l'heure, rentrent couverts de sueur et boivent souvent une grande quantité d'eau froide; cette manière d'agir leur fait contracter une maladie de poitrine qui a été pour un certain nombre la cause d'une mort prématurée.

CHAPITRE SEPTIÈME.

Des liqueurs alcooliques.

Une habitude funeste et malheureusement trop répandue dans l'armée est celle de prendre la goutte le matin. Le soldat croit bien faire pour sa santé en buvant à jeûn un petit verre d'eau-de-vie, de cassis, etc. La plupart des sous-officiers instructeurs pour se renforcer la voix imitent cet exemple : les uns et les autres tombent dans une grande erreur. Dans la ville d'Amiens, on remarqua qu'un grand nombre d'ouvriers encore jeunes mouraient atteints d'un cancer à l'estomac, on finit par découvrir que cette cruelle maladie, toujours mortelle, était occasionnée par l'usage de boire la goutte le matin. Ce seul exemple suffit pour avertir l'homme prudent et sage ; sans doute, un morceau de pain de munition attenuerait l'action destructive de l'eau-de-vie, mais il est préférable d'étendre cette liqueur avec une quantité dix fois plus forte d'eau, ou mieux de la remplacer par un verre de vin : cette boisson si salutaire quand elle est prise modérément, abrutit l'homme qui en use avec excès, elle le rend méprisable aux yeux des autres et vis-à-vis de lui-même ; elle avilit celui qui est au service et auquel la patrie a confié le soin de la défendre. L'ivrognerie détruit peu à peu la santé de celui qui s'y abandonne, elle fait perdre au soldat son courage, ses généreux sentiments, et s'oppose à ce qu'aucun grade même des plus inférieurs, lui soit jamais accordé.

CHAPITRE HUITIÈME.

De la consommation du tabac.

Beaucoup de militaires ont contracté l'habitude de fumer ou de chiquer, le tabac à l'inconvénient d'exciter une salivation abondante qui est préjudiciable aux sujets faibles : plusieurs individus sont morts d'épuisement pour avoir persisté à fumer malgré l'avis des médecins. Il est donc urgent que l'homme faible s'interdise la pipe. Ceux qui ne peuvent pas s'en passer devront se servir de pipes d'une certaine longueur ; celles que l'on appelle brule-gueules sont trop courtes, elles occasionnent la carie des dents et il est arrivé plusieurs fois qu'elles ont déterminé le cancer de la langue et des lèvres ; maladies fort graves et qui amènent très-souvent la mort. Les soldats ne doivent pas se servir à plusieurs de la même pipe encore fumante, ils s'exposent à gagner les maladies de la bouche que pourrait avoir un fumeur et qu'il transmettrait avec sa salive ; la fumée du tabac noircissant les dents, il est utile de se laver la bouche plus souvent.

L'action de chiquer est dégoutante et quelquefois dangereuse puisque le tabac pris en certaine quantité est un poison ; celui qui a contracté ce funeste besoin ne doit donc jamais avaler sa salive.

CHAPITRE NEUVIÈME.

Du mal Vénérien.

Un fléau ravage certains régiments, c'est la maladie vénérienne : on donne ce nom au mal que l'on gagne avec les femmes de mauvaise vie. La plupart des jeunes soldats arrivent au régiment vierges encore, ils conserveraient leur santé si quelques-uns de leurs camarades plus âgés, ne les entraînaient dans la dissipation et la débauche ; la maladie gagnée en pareille circonstance altère quelquefois pour toujours la constitution. Nous avons soigné des militaires qui pour avoir vu une seule femme une fois, ont perdu une partie du nez et de la bouche, ont eu le visage couvert de plaies hideuses, d'autres sont morts. Celui qui a contracté la vérole, a dit un grand chirurgien *l'a eue, l'a et l'aura* ; un simple chancre qui n'est pas soigné laisse passer la maladie dans le sang, plus tard un abcès se déclare au pied qu'il désorganise peu à peu et il faut couper la jambe. Nous avons vu un malade qui avait une carie d'un des os de la poitrine pour une chaude-pisse contractée trente ans auparavant. La vérole est une maladie terrible et qui devrait rendre plus réservés ceux que l'inconduite entraîne à la perte de leur santé. Nous ne saurions assez engager le militaire à ne pas se commettre avec ces femmes sans aveu qui rôdent autour des barrières ; ces hideuses créatures, sans asile pour la plupart, cachent presque toujours un mal d'autant plus redoutable qu'elles échappent à l'œil vigilant de la police. Leur état précaire, le peu de soin qu'elles prennent de leur personne doivent faire une loi à tous les militaires de les fuir. Malgré le dégoût que nous inspire un pareil sujet, nous pourrions indiquer quelques moyens préservatifs : nous ne devons que conseiller une excessive propreté à ceux que les conseils de la prudence et de la morale n'auront pu retenir. Celui qui a eu le malheur de contracter la maladie vénérienne, doit dès qu'il s'en aperçoit se faire visiter par le chirurgien de son bataillon, une petite ulcération est le début d'un chancre qui rongera plus tard une partie considérable de la verge. Une goutte d'un blanc pâle est le commencement d'une chaude-pisse qui retiendra le malade six semaines au lit, quand on s'est exposé, on doit donc exercer sur soi-même une active surveillance, et au moindre signe de contagion, réclamer les soins du docteur. Quelques-uns au début de la maladie pensent qu'elle va se dissiper

par deux ou trois jours de repos, ils attendent et aggravent considé-
rablement leur position. Celui qui a vécu dans l'abstinence des
femmes rentre dans ses foyers plein de santé et d'intelligence, sa
continence l'a fait résister pendant des années de service, à beaucoup
de maladies, il trouve dans un mariage heureux la récompense de sa
conduite. Celui que la vérole a saisi en porte quelquefois pour toujours les cicatrices; lorsqu'il revoit son pays où l'histoire de sa conduite est connue on s'en défie comme d'un homme dangereux; car
dans beaucoup de villages, la vérole n'est pas seulement un malheur,
elle est regardée comme un crime.

CHAPITRE DIXIÈME.

Conduite du soldat pendant et après son séjour à l'hôpital.

Tout homme qui se sent malade doit ne pas attendre que son mal
ait fait des progrès, il ne doit pas surtout essayer de se traiter. Quelques militaires déjà souffrants mangent et boivent outre-mesure pour
résister disent-ils à la maladie, d'autres parce qu'ils auront selon eux
le temps de faire diète à l'hôpital; effectivement cette conduite met
souvent leur vie en danger et prolonge de beaucoup leur maladie.
Une fois admis à l'hôpital, le militaire se montrera courageux et
résigné; courageux pour suivre le traitement qui lui est prescrit et
consentir aux opérations si elles sont jugées indispensables; résigné
pour savoir attendre de la nature et du médecin le jour de la guérison. Le malade soumis à une diète prolongée croit quelquefois à
une sorte d'acharnement de la part de son médecin à lui maintenir
un régime si sévère, il ne sait pas que la privation d'alimens est
presque toujours une des conditions les plus essentielles pour guérir.
Il y a plus de courage à souffrir avec résignation sur un lit de dou-
leur qu'à faire une action d'éclat sur un champ de bataille. L'ignorance et l'oubli de ces vérités si simples entraînent le militaire à
commettre des écarts de régime *à faire la contrebande;* la fièvre prête
à s'éteindre reparaît avec plus d'intensité, les forces diminuent, la
diarrhée arrive, le malade pour acquérir plus de vigueur continue
à manger dans la persuasion que les forces reviendront avec les alimens; les efforts du médecin sont impuissants pour dominer la
fièvre et les autres accidents, ses remèdes n'ont plus aucun effet, le
malade ne tarde pas à s'en apercevoir; il avoue qu'il a mangé en
cachette, il est trop tard, il va mourir, il meurt en effet. Ces exemples sont fréquens: dans l'espace de quelques mois nous avons vu
mourir trois hommes de cette manière, ils ont eux-mêmes avoué

leur imprudence avant de mourir; un entr'autres nous est resté plus présent à la mémoire.

Un jeune soldat malade à l'hôpital d'une fluxion de poitrine avait presqu'atteint la convalescence; soumis à une privation sévère d'aliments, il supportait avec patience tout ce qui lui était prescrit. Sa résignation allait être récompensée par une guérison prochaine; tout à coup la fièvre redouble, les accidents se montrent plus graves, bientôt il n'est plus d'espoir; on parvient à découvrir que des aliments avaient été apportés en secret à ce jeune soldat par un de ses camarades. Celui-ci est appelé, il avoue et s'excuse, en disant qu'il avait cru bien faire; en voyant le visage de son camarade à l'agonie, il verse des larmes amères : va, lui dit le médecin, et quand tu rencontreras la mère de ton ami, tu lui diras que c'est toi qui l'as tué. Nous le répétons, ces exemples sont fréquens; que celui qui porte des aliments à un malade soumis à la diète prenne bien garde de commettre un assassinat. Nous ne saurions assez blamer le commerce honteux et coupable de certains infirmiers qui vendent à des malheureux soldats du pain à des prix exhorbitants, ils sont d'autant plus coupables qu'ils ne peuvent pas avoir pour excuse l'ignorance des irréparables malheurs dont ils sont la cause.

A sa sortie de l'hôpital le militaire doit craindre les rechûtes, ne pas se fatiguer outremesure et ne pas aller célébrer au cabaret ou *ailleurs* par de copieuses libations son heureuse sortie.

———

CHAPITRE ONZIÉME.

Remplaçants.

On traite quelquefois avec peu d'estime ceux qui arrivent au régiment comme remplaçants : c'est mal juger leur position. Plusieurs ont pris ce parti pour venir en aide à leur famille malheureuse, à leurs vieux parents; c'est donc de leur part un acte de dévouement; mais d'autres dépensent en quelques jours la somme qui leur est donnée pour le temps de service qu'ils s'engagent à faire. Il serait bien plus convenable pour leur réputation et leur santé de s'abstenir de la débauche où ils sont entraînés par de faux amis : qu'ils placent leur argent dans une des caisses de l'État, qu'ils demandent au capitaine de leur compagnie les renseignements nécessaires à cet égard.

———

CHAPITRE DOUZIÈME.

Éducation morale du soldat.

Le soldat croit avoir beaucoup fait pour son instruction quand il a suivi avec assiduité les leçons de l'école; il passe en général ses loisirs à des promenades qui ne sont pas toujours innocentes. Il devrait consacrer une partie de son temps à la lecture , à l'étude de la géographie et de l'histoire ; au lieu de lire des romans qui ne lui feront aucun profit ; qu'il choisisse les livres qui retracent l'histoire de la France, il y trouvera de nobles exemples, il y verra de quelle manière ont vécu et sont morts les hommes qui ont illustré notre patrie. Celui qui n'étudie pas, tombe peu à peu dans un engourdissement intellectuel qui l'empêchera toujours de monter en grade. Le soldat studieux est ordinairement excellent militaire , et son instruction est un des motifs qui engagent ses chefs à le créer sous-officier.

Un grand nombre de soldats oublient au régiment les leçons de moralité et les pieuses maximes qui ont guidé leur enfance ; les uns par respect humain, s'éloignent des églises qu'ils avaient autrefois tant de bonheur à fréquenter ; d'autres se moquent des jeunes soldats qui ne craignent pas de manifester leurs sentiments religieux , comme si la croyance n'était pas toujours chose respectable.

Quelques-uns, heureusement en plus petit nombre , ne savent pas conserver au milieu des événements politiques la dignité du soldat et donnent l'exemple de l'insubordination et de l'ivrognerie ; ils profitent de l'embarras de la situation pour quitter honteusement leur drapeau ; semblables à des transfuges ils laissent leurs camarades défendre comme ils le pourront l'ordre et l'autorité en péril ; que le soldat se souvienne que c'est par le calme et l'obéissance qu'il est véritablement digne de défendre la sainte cause de la patrie , qu'il se garde de perfides conseils ; qu'il n'écoute que la voix de son chef et ne perde jamais de vue son drapeau ; que tous se souviennent de Bayard , surnommé le chevalier sans peur et sans reproche : blessé mortellement dans un combat contre les ennemis de la France , et sentant que sa fin approchait, il planta en terre son épée en forme de croix et le visage tourné vers l'ennemi, il rendit pieusement son âme à Dieu.

CHAPITRE TREIZIÈME.

Éducation physique, escrime, gymnase.

Il est nécessaire que le soldat s'exerce de bonne heure à se montrer agile au gymnase ; c'est là qu'il prendra cette souplesse , cette rectitude de mouvement si nécessaires dans le maniement des armes : qu'il n'oublie pas que les meilleurs soldats sont ceux qui se montrent les plus agiles, parce qu'ils supportent aussi plus longtemps la fatigue. La peur étant inconnue au soldat français, la force consiste donc en grande partie dans son agilité : c'est au gymnase que le militaire trouvera le complément de sa santé, s'il n'est pas d'une constitution forte; c'est là qu'il acquérrera une vigueur athlétique si la nature l'a doué d'une riche stature. Nous en dirons autant de l'escrime, cet exercice si agréable, si utile, surtout aux poitrines délicates quand il est pris avec mesure. Le gymnase et l'escrime sont indispensables au soldat qui doit faire campagne en Afrique. Il combattra souvent l'ennemi en tirailleur, corps à corps, il aura besoin de beaucoup de souplesse réunie à une certaine force de constitution.

CHAPITRE QUATORZIÈME.

Conduite du soldat pendant la route.

Les troupes savent ordinairement quelques jours à l'avance l'époque précise de leur départ; elles doivent donc éviter tout ce qui pourrait gêner la marche pendant la route, et conserver leurs forces pour résister aux fatigues du voyage. Ainsi, chacun doit s'abstenir de ces excès de boisson que font certains hommes pour fêter leur changement de garnison et dire adieu aux amis. Les pièces composant le vêtement doivent être l'objet d'un examen sévère : que les bretelles soient en bon état, les boutons solidement cousus, pas de souliers neufs, point de guêtres nouvelles le jour du départ, les pieds seraient blessés après la première étape. Chaque soldat aura eu le soin de se laver les pieds à l'eau froide, et de les enduire de suif pour faciliter les glissements.

Chaque matin, avant de se mettre en route, il est nécessaire de manger un morceau de pain et de prendre, s'il est possible, un verre de vin. Si, pendant la route, la soif se faisait sentir, il ne faudrait pas s'arrêter à boire l'eau fraîche des fontaines ou des marais comme ont l'imprudence de le faire quelques militaires. Le moindre retard n'oblige-t-il pas à une course accélérée pour rejoindre la colonne ? C'est ce qu'il faut éviter. La grande halte est consacrée à prendre un repos qui ne doit jamais être précipité. Arrivés au lieu de l'étape, les soldats se réuniront au moins six ensemble et mettront leur viande en commun pour obtenir une meilleure soupe.

Aussitôt après avoir pris les dispositions relatives à leur repas, ils se reposeront au moins pendant une heure, nettoieront leurs effets et mangeront la soupe.

Quelques militaires vont au cabaret ou *ailleurs* dépenser un argent qui leur est cependant bien précieux, et dont ils pourraient faire un meilleur usage en se procurant les petites douceurs de nourriture qui leur feraient tant de bien.

Ils épuisent dans l'insomnie et la débauche des forces qui leur sont indispensables pour faire une longue route. Le coucher doit avoir lieu aussitôt après la retraite. Le lendemain matin, les pieds seront de nouveau graissés avec du suif de chandelle, ainsi que les différentes parties du corps exposées à des frottements. Si des ampoules se montrent aux pieds après la première ou la seconde étape, il faut les percer pour donner sortie au liquide, mais conserver la peau qui les contient; quelquefois, sans être écorchés, les pieds sont cependant endoloris et permettent à peine de faire la route. Le militaire pourra, dans ces circonstances, prendre un œuf et en mettre le blanc et le jaune dans ses chaussures, au moment du départ, ou bassiner la partie malade avec un peu de savon et d'eau-de-vie mélangés. S'il a plu pendant la journée, les vêtements mouillés devront être exposés au feu pour être entièrement secs le lendemain. Quand il y aura séjour dans une ville ou un village, chaque homme en profitera pour laver son linge, en mettre du blanc et faire sa toilette d'une manière complète. S'il était par trop fatigué, si ses pieds se montraient trop sensibles, qu'il passe une grande partie du jour au lit; enfin, pour terminer tout ce qui a rapport à ce chapitre, nous dirons à ceux qui n'ont pas encore voyagé, que les deux ou trois premières étapes sont les seules pénibles, et que cette première fatigue une fois surmontée, il n'y a plus un autre inconvénient dans la suite du voyage.

CHAPITRE QUINZIÈME.

Conduite du soldat en Afrique.

Le militaire qui est en Afrique doit user pour ainsi dire de plus de précautions qu'en France par ce que le climat est changé. Il ne fera donc aucun excès, ne boira jamais de liqueurs sans les étendre de beaucoup d'eau; il se garantira autant que possible de l'humidité de la nuit; il évitera les promenades au bord des marais, et si un peu de diarrhée se montre, un premier accès de fièvre se déclare, qu'il en avertisse immédiatement le chirurgien de son bataillon. Le soldat doit être convaincu que le secret de la santé en Afrique consiste en grande partie à être sobre.

CONCLUSION.

Le militaire qui a lu ce petit livre avec soin, doit en conclure que tous les conseils qu'il renferme sont pour son bien. En effet, celui qui est soumis à la discipline, qui évite les excès, soigne son corps, cultive son esprit, est également celui qui avance le plus vite en grade, reste le mieux portant et sera toujours le plus heureux : la santé n'est donc souvent au régiment que le résultat de la bonne conduite. En terminant, nous engageons le soldat à faire de ce petit écrit son code sanitaire ; c'est la seule manière d'éviter beaucoup de maladies dont il est souvent la victime.

Bibliothèque du soldat.

BOSSUET, Discours sur l'Histoire universelle.
PLUTARQUE, Vies des hommes illustres.
ROCQUANCOURT, Cours élémentaire d'Art et d'Histoire militaire.
Vies de Turenne et de Bayard.

NOTA. Les sous-officiers trouveront des renseignements précieux dans le dictionnaire de l'armée de terre par le général *Bardin.*

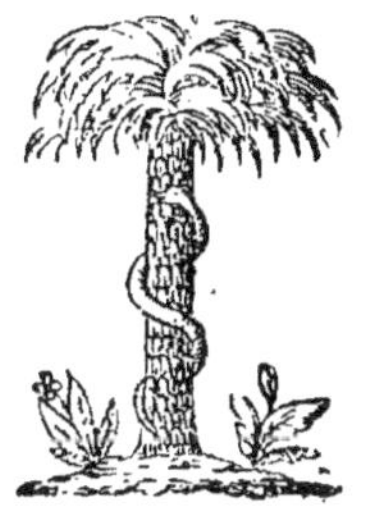